健康中国2030·健康教育系列丛书

# 常见皮肤病性病防治

主　编　冯红霞
副主编　郭果香

U0332274

科学出版社

北　京

**图书在版编目（CIP）数据**

常见皮肤病性病防治/冯红霞主编.—北京：科学出版社，2017.4

（健康中国2030·健康教育系列丛书）

ISBN 978-7-03-052510-9

Ⅰ.①常… Ⅱ.①冯… Ⅲ.①皮肤病-防治②性病-防治 Ⅳ.①R75

中国版本图书馆CIP数据核字（2017）第073479号

责任编辑：张天佐 李国红/责任校对：张小霞
责任印制：赵 博/封面设计：范 唯

*科学出版社* 出版
北京东黄城根北街16号
邮政编码：100717
http://www.sciencep.com

**安泰印刷厂** 印刷
科学出版社发行 各地新华书店经销

\*

2017年4月第 一 版 开本：787×960 1/32
2017年4月第一次印刷 印张：2 3/8
字数：22 000

**定价：20.00元**

（如有印装质量问题，我社负责调换）

# "健康中国 2030·健康教育系列丛书"编写委员会

主 任 委 员：王凌峰　陈宝军

副主任委员：朱永蒙　张生彬　陈　吉
　　　　　　刘　岱　张志坚　尚　谦
　　　　　　高柏青　黄再青

委　　　员：王　东　王　辉　葛智平
　　　　　　崔　宏　杨敬平　李子玲
　　　　　　王丹彤　张霄雁　刘致中
　　　　　　巴　特　郭卫东　郝锦丽

总 策 划：王志香

# 总　序

中共中央、国务院印发的《“健康中国 2030”规划纲要》指出：“健康是促进人的全面发展的必然要求，是经济社会发展的基础条件。实现国民健康长寿，是国家富强、民族振兴的重要标志，也是全国各族人民的共同愿望。”

推进健康中国建设，是全面建成小康社会、基本实现社会主义现代化的重要基础，是全面提升中华民族健康素质、实现人民健康与经济社会协调发展的国家战略，是积极参与全球健康治理、履行 2030 年可持续发展议程国际承诺的重大举措。未来 15 年，是推进健康中国建设的重要战略机遇期。

为推进健康中国建设，提高人民健康水平，根据党的十八届五中全会战略部署，我们组织相关专家和医生，本着为大众健康服务的宗旨，编写了本套丛书，主要内容是针对常见病、多发病和大众关心的健康问题。本丛书以医学理论为基础，关注临床、关注患者需求、关注群众身心健康，通过简洁凝练、图文并茂、通俗易懂、简单实用的例子，指导群众如何预防疾病、患者何时就医，如何指导患者进行家庭康复和护理等，将健康的生活方式直接明了地展现在读者面前。

由于编写工作时间紧、任务重，书中难免有不足之处，敬请各位专家和读者提出宝贵意见和建议，以便今后加以改进和完善。

编委会

2017.1

# 目　录

# 第一节 总论：皮肤病的预防及健康指导

## 【皮肤病的预防】

皮肤病的预防要有整体的观念，要防止重治轻防、重局部轻整体的倾向。要注意皮肤病与环境、精神因素等的关系，重视卫生防治知识的宣传教育，根据不同疾病的病因、流行规律、疾病的性质等不同而采取相应的措施。

1. 良好的卫生习惯，经常保持皮肤的清洁卫生是皮肤健康的重要保证

根据皮肤的性质、年龄、季节等因素选择洗浴次数及水温。一般选用中性香皂，适当涂以保护性乳剂，切忌过多、复杂地使用化妆品。选择衣物以合体、舒适、保暖为主，注意营养及微量元素的

摄取，不偏食，避免食用刺激及变质食物，不饮酒，不吸烟。

## 2. 增强机体免疫力和抗病能力

生活要规律，情绪应乐观，适当的户外锻炼，避免曝晒、风沙对皮肤的损伤，有助于提高皮肤的抗病能力。

## 3. 寻找并消除病因

变态反应性皮肤病，应仔细寻找过敏原，避免再接触或再摄入，禁用相关的致敏药物。某些职业性皮肤病应采取有效的防护措施，从根本上消除病因。对瘙痒性皮肤病在寻找及去除病因的同时，应避免进食刺激性饮食及热水过度洗烫。保持稳定乐观的情绪及避免精神创伤对斑秃、神经性皮炎及多汗症的预防十分有益。避免日光长期过度曝晒和反复接触致癌物质有助于皮肤癌的预防。

## 4. 加强健康教育

某些传染性皮肤病，如麻风、疥疮、

脓疱疮、真菌病等，应积极做好卫生宣传工作，发现传染源应及时隔离、治疗，切断传染途径。针对死灰复燃的性传播疾病，结合社会主义精神文明建设，加强法制教育及自身防护知识的普及，打击卖淫嫖娼丑恶现象，铲除传播性病的温床。

## 【皮肤的保健】

### 1. 养成良好的生活习惯

### 2. 加强皮肤保健

使用软水清洁皮肤；正确选择洗涤剂：洗澡水不宜过热；尽量避免强烈日光照射以预防皮肤老化；坚持自我面部皮肤保健按摩；切勿选用含激素、汞、砷等成分的化妆品。

### 3. 头发的保健

保持头发清洁，每周洗头 1 ~ 2 次为宜；正确选择洗发膏：干性头发——

含蛋白洗发剂，油性头发——弱酸性洗发剂，头屑较多——含硫黄的洗发剂；根据发质选择适宜的护发素。

传染性皮肤病，如麻风、结核、艾滋病、梅毒、淋病、脓疱疮、疥疮、真菌病等，应格外强调预防为主，控制好传染源，切断传播途径。

# 第二节　接触性皮炎

## 【概　　述】

接触性皮炎是皮肤或黏膜接触外来的刺激或过敏物质后，在接触部位发生的皮肤的急性炎症，在接触部位发生的急性炎症，也可逐渐转化成慢性皮炎。可分原发性刺激（如强酸、强碱等）和变态反应（如动物性、植物性、化学性）两种。

其临床表现为红斑、肿胀、丘疹、水疱、甚至大疱，临床所见以化学物质致病为多见。原发性接触性皮炎可见于任何人，变态反应接触性皮炎仅发于少数人。皮炎的程度取决于该物质的致敏性与患者的反应性。治疗首先去除病因，避免再接触及对症治疗，再通过脱敏治疗，往往收到很好的疗效。

# 【处理原则】

## （一）治疗原则

1. 寻找病因，迅速脱离接触物并积极对症处理。

2. 避免再次接触致敏原，以免复发。

## （二）具体治疗措施

### 1. 系统治疗

一般采用抗组胺类药，如氯苯那敏（扑尔敏）、赛庚啶、酮替酚、西替利嗪、氯雷他定等，亦可静注 10% 葡萄糖酸钙、维生素 C 等；皮损较重或广泛时可短期使用皮质类固醇激素，如泼尼松 30mg/ 日，病情控制后可尽快减量至停药；继发细菌感染者加用抗生素。

## 2. 局部治疗

外用药以消炎、止痒、预防感染为主。

◆（1）急性期

1）红肿明显者外用炉甘石洗剂、硼锌粉、皮质激素霜剂。

2）渗液多时选用2%～3%硼酸液、生理盐水冷湿敷。

3）继发感染者用1∶（5000～8000）高锰酸钾液或0.1%雷夫奴尔液冷湿敷，遇有大疱先局部消毒抽吸疱液后再按上述处理。

◆（2）亚急性期：红肿减轻，渗液减少可外涂30%～50%氧化锌油或复方锌糊，亦可用皮质激素霜。

◆（3）慢性期：皮损有浸润增厚时可用焦油类制剂或皮质激素软膏、硬膏。有感染时使用含有抗生素的复合制剂，如派瑞松霜等。

◆（4）尿布皮炎

1）随时更换尿布，保持阴部、臀部清洁、干燥。

2）少用肥皂以免加重刺激。

3）局部可外用氧化锌油。

## （三）预防和康复

仔细寻找变应原，尽量避免接触；慎用一切易致敏物或刺激物，切忌热水烫洗，避免搔抓、肥皂及强刺激性药物；具有过敏体质的人慎用化妆品，包括染发等；工作、生活中注意防护；可考虑脱敏疗法。

## （四）社区处理原则转院指征

社区医生明确诊断后，对接触性皮炎应系统地治疗，尽力查明致病原，以防反复发作，或形成慢性皮炎。当病情控制不力时，要及时请皮肤科医生会诊，共同制订治疗方案。

# 第三节 湿　疹

## 【概　　述】

湿疹是一种具有多形性皮疹及渗出倾向、伴剧烈瘙痒、反复发作的浅层真皮及表皮炎症。其病因极为复杂，常为内外多种因素相互作用的结果。一般认为患者的浅层真皮及过敏体质是本病的主要因素。

另外，也与遗传有关，伴随年龄、环境的改变，神经精神因素、内分泌、代谢及胃肠功能障碍、感染病灶等均与发病有关。而日光、寒冷、湿热、干燥、搔抓、摩擦、化妆品、肥皂、皮毛、染料、花粉、尘螨、人造纤维等均可诱发湿疹或使其加重；某些食物如鱼虾、牛奶、蛋类等动物性蛋白及饮酒、辛辣食物亦可使湿疹加重。

# 【处理原则】

## (一) 治疗原则

以消炎止痒，收敛为治则，根据病期不同选择适当药物及剂型对症处理。

## (二) 具体治疗措施

### 1. 全身治疗

应用抗组胺及镇静药，必要时两种药物联合或交替使用。

急性、亚急性湿疹可静注钙剂、维生素 C 或硫代硫酸钠，病情较重或上述治疗无效者可采用普鲁卡因静脉封闭疗法。对于急性、泛发严重者可酌情短期服用皮质激素，泼尼松 30 ~ 40mg/ 日，待病情缓解后逐渐减量至停药，老年患者和慢性湿疹患者不主张使用皮质激素，合并感染者及时应用有效抗生素。

中医治则为急性期以清热利湿为主，

佐以祛风，方用消风导赤散、萆薢渗湿汤或龙胆泻肝汤加减；亚急性期以疏风清热为主，佐以利湿，方用消风散加减；慢性期以养血搜风润燥为主，方用四物消风散或地黄饮加减。

**2. 局部治疗**

◆（1）遵循外用药的使用原则。

◆（2）急性期。

1）无渗液或渗出不多者可用氧化锌油。

2）渗出多者可用 2% ~ 4% 硼酸液冷湿敷。

3）渗出减少后用糖皮质激素霜剂，可与油剂交替使用。

◆（3）亚急性期：选用糖皮质激素乳剂、糊剂，加用抗生素类。

◆（4）慢性期：在选用皮质激素软膏时可酌情使用具有角质剥脱作用的复方黑豆馏油或糠馏油软膏；对于慢性局限性肥厚皮损可选用肤疾宁贴膏或皮炎

灵（丁苯羟酸）硬膏；而对顽固性损害可试用局部封闭疗法。

## （三）健康指导

1. 详细了解病史、生活习惯、工作环境以及思想情绪等诸多因素，必要时进行系统检查，尽量找出可能的致病原因并加以去除，积极改善工作、学习、生活环境，保持良好的乐观情绪，劳逸结合，有的放矢。

2. 通过宣传媒体使患者了解湿疹的发生、发展规律及防治办法，使他们主动接受和配合治疗，保持皮肤的清洁及良好的生活习惯，积极治疗全身性疾病，及时去除病灶。

3. 避免外界各种不良刺激，如热水烫洗、剧烈搔抓、搓擦，急性期尤其是渗出期禁用刺激性药物，避免穿紧身、化纤、皮毛等内衣。

4.尽量避免食用海鲜、鱼虾、牛羊肉、酒、浓茶、咖啡、辣椒等易致敏或刺激性食物。

## （四）社区处理原则及转院指征

对于诊断明确的湿疹，社区医生应给予系统治疗及健康指导。对慢性湿疹及治疗效果差的患者应及时请专科医生协助治疗。

# 第四节 药 疹

## 【概 述】

药疹亦称药物性皮炎，它是药物通过内服、注射、灌注、点眼、滴鼻、漱口、含化、喷雾、吸入、栓剂、外用、药熏、阴道及膀胱冲洗等进入人体后，所引起的皮肤和（或）黏膜炎症反应，重者可伴内脏损害。引起药疹最常见的药物有以下几类：①抗生素类；②磺胺类；③解热镇痛药；④催眠及抗癫痫药；⑤抗毒素、异种血清制剂，某种金属制剂等；⑥中药等。

## 【处理原则】

### （一）治疗原则

首先停用一切可疑致敏药物，并促

进致敏药物的排出，抗过敏治疗，防止并发症。

具体治疗措施主要有：

**1. 一般治疗**

立即停用一切可疑致敏药物，大量饮水或输液促进体内药物的排泄。

**2. 全身治疗**

应用抗过敏或解毒药物，预防和控制继发感染，给予全身支持疗法。

◆（1）轻型药疹：多有自限性，一般给予抗组胺类药物口服或肌注，静注葡萄糖酸钙或硫代硫酸钠，维生素 C 口服或静注，必要时服用强的松 20～40mg/ 日。

◆（2）重型药疹：一般指重症多形红斑、大疱表皮松解症、剥脱性皮炎。首先应早期、足量应用皮质类固醇激素，如氢化可的松 300～400mg/ 日或地塞米松 10～20mg/ 日静脉滴注，待症状控制、实验室检查指标好转后，逐渐减量。病情严重者可加大剂量，必要时可采用甲泼尼龙 1g/ 日连续 3 天冲击疗法。防止继发感染：消毒隔离、无菌操作。

加强支持疗法，注意水、电解质平衡，补充能量合剂，酌情补液、补钾，必要时输入血浆或白蛋白。

过敏性休克的抢救原则是：

1）争分夺秒就地抢救，切忌辗转移送。

2）首先肌注或皮下注射 0.1% 肾上腺素 0.5 ~ 1ml，病情严重者可静脉给药。

3）如收缩压低于 80 mmHg（10.7kPa）时，可给升压药。

4）先用地塞米松 5 ~ 10mg 肌注或静注，之后再静滴氢化可的松 200 ~ 300mg。

5）呼吸困难时予吸氧，如有呼吸道梗阻应考虑气管插管或气管切开；心脏、呼吸骤停时行心内注射及人工呼吸。

3. 局部治疗

◆（1）轻型药疹：采用对症处理，

一般选用炉甘石洗剂或皮质激素乳剂，有糜烂、渗出时可采用3%硼酸液冷湿敷。

◆（2）重型药疹：因皮损范围广，局部治疗除小面积糜烂渗出采用湿敷外，多采用干燥暴露疗法，可按烧伤处理。加强眼、鼻、口腔、外生殖器及肛门的护理，注意室内空气紫外线消毒，更换无菌床单、被褥、纱布垫；眼部损害尽早使用抗生素及激素类眼药，口腔糜烂可用2%碳酸氢钠和0.1%洗必泰（氯己定）液漱口。

## （二）预防和康复

药疹多为医源性疾病，虽不可能完全避免，但可以通过以下措施降低其发生率。

1. 杜绝滥用药物。

2. 医生用药前要详细询问患者有无药物过敏，切勿再用该药及与该药结构类似的药物。

3. 应用青霉素类、头孢菌素类、普鲁卡因、血清制品之前，按规定做皮肤过敏试验，做皮试前应准备好急救药物。

4. 用药期间及用药后一段时间密切留置观察，做到早发现，及时救治。

## （三）社区处理原则及转院指征

对轻型药疹要及时停用可疑致敏药物，鼓励患者多饮水，以加速致敏药物的排出，要特别注意交叉过敏或多原过敏。停用致敏药物后，多数皮损迅速消退，对皮损较重者，要及时应用抗组胺等药物进行治疗。对重型药疹或有合并症者，因治疗要求高，病情复杂，应及时转上级医院，由专科医生治疗。

# 第五节 荨麻疹

## 【概　　述】

荨麻疹是由于皮肤、黏膜小血管反应性扩张及渗透性增加而产生的一种暂时性局限性水肿反应，主要表现为伴瘙痒、刺痛的红色或白色风团，部分严重者可伴有腹痛、呕吐、胸闷、呼吸困难或血压下降等系统表现。

其病因多而复杂，如食物及添加剂、药物、感染（细菌、病毒、真菌、寄生虫等）、动物、植物及吸入物、内脏疾病、物理因素、精神因素及遗传因素等。

根据发病机制不同分为变态反应和非变态反应两种，前者主要为Ⅰ型变态反应，少数为Ⅱ、Ⅲ型变态反应，后者为某些物质如毒素、细菌产物、药物等直接刺激肥大细胞释放组胺引起。依病程长短分为急性和慢性荨麻疹。

# 【治疗措施】

## （一）治疗原则

抗组胺、降低血管通透性及对症处理为基本原则，但根本治疗是去除病因，如不能去除病因则应减少各种诱发因素。

具体治疗措施：

### 1. 急性荨麻疹

可用抗组胺药，如氯苯那敏（扑尔敏）、赛庚啶、酮替芬、羟嗪（安泰乐）、去氯羟嗪、桂益嗪（脑益嗪）、多虑平、西替利嗪、左西替利嗪、氯雷他啶等，常选 1～2 种，加用维生素 C 和钙剂；有感染者必须使用有效抗生素，皮疹广泛、全身症状重者可应用皮质类固醇激素，如强的松 30 ~ 40mg/ 日， 氢化可的松 100 ~ 200mg/ 日或地塞米松 5 ~ 10mg/ 日，症状控制后减量停药。

当急性重症荨麻疹伴有喉头水肿、呼吸困难及血压下降时应立即皮下或肌内注射 0.1% 肾上腺素 0.5ml，必要时 20 分钟后重复注射一次，有高血压及心脏病患者慎用，同时静滴氢化可的松 200mg 或静注地塞米松 10mg；立即吸氧，必要时气管插管或气管切开；腹痛重者可加用阿托品、普鲁本辛等解痉药物。

2. 慢性荨麻疹

可采取 $H_1$ 和 $H_2$ 受体阻滞剂联合应用，如选用西替利嗪或赛庚啶配合甲氰咪胍或雷尼替丁疗效甚佳；亦可选用钙剂、利血平、氨茶碱、维生素 C、维生素 $K_4$、维生素 E、维生素 $B_{12}$、氯喹等辅助治疗，也可酌情使用普鲁卡因静脉封闭疗法、组织疗法、自血疗法及组胺球蛋白等治疗。

### 3. 中医药

急性荨麻疹可用疏风清热饮加减，慢性荨麻疹可采用当归饮子或八珍汤加减。

## （二）预防和康复

1. 帮助患者积极寻找并尽可能去除致病因素，如食物、药物、感染灶等。

2. 减少及避免诱发因素，如冷、热、日光、运动、摩擦、压迫、机械刺激、精神紧张、情绪波动等。

3. 生活起居有规律，饮食宜清洁、大便要通畅。

## （三）社区处理原则及转院指征

一般的急、慢性荨麻疹均可在社区治疗，找出病因消除病因是非常重要的。对病因不明者，也可对症处理，应用抗组胺剂，大部分的病例可使症状控制。对急性重症荨麻疹伴喉头水肿时，要积极抢救，等病情稳定后转上级医院由专科医生进一步治疗。

# 第六节 单纯疱疹及带状疱疹

## 一、单纯疱疹

## 【定  义】

单纯疱疹由单纯疱疹病毒（herpes simplex virus，HSV）感染所致。临床以簇集性水疱为特征，有自限性，但易复发。

## 【治疗及预后】

### （一）一般治疗

小范围浅表处皮肤黏膜的单纯疱疹病损可仅采用局部用药抗感染治疗，对症状较重，尤其重要脏器受累的患者则应给予全身性抗感染用药及相应的对症支持治疗，肠溶阿司匹林口服可用于皮肤黏膜疱疹部位疼痛显著者，生殖器疱疹患病期间应禁止性生活，对某些患者而言，应与易感人群实行必要的隔离。

## （二）抗感染治疗

浅表处的疱疹病损可以局部用药，例如，3%阿昔洛韦软膏或0.5%碘苷（idoxuridine）软膏涂擦患部，疑有细菌性感染者，可外用金霉素或新霉素软膏。

中药藤黄系藤黄科植物分泌的一种干燥胶质树脂，具有抗疱疹病毒、抗菌消炎、止痛收敛等作用，据报告，以30%藤黄酊1次/日或2次/日外擦患部，对于生殖器疱疹的浅表处病损有较好的疗效，由于眼部疱疹可能造成严重后果，故应积极治疗；采用0.1%碘苷滴眼液滴眼，1次/小时，病情缓解后可延长给药间歇，病损面积较大者也可外用3%硼酸湿敷局部。

对病情较重者或局部用药难于奏效者，应采用口服或注射途径进行抗病毒药物的全身性用药：反复发作的生殖器疱疹患者可口服阿昔洛韦 200mg/ 次，5 次 / 日，共 7 天；也可口服盐酸伐昔洛韦 300mg/ 次，2 次 / 日，共 7 天，个别病例可能对阿昔洛韦过敏，应予注意。

伐昔洛韦口服后能迅速被吸收，在体内转变为阿昔洛韦，其生物利用度是阿昔洛韦的 3～4 倍，因此，同等疗效下可降低药物用量，减少其不良反应，重症患者应静脉滴注阿昔洛韦 5mg/kg 体重，1 次 /8 小时，共 5～7 天，用药期间应多饮水，或在必要时予以静脉补液，以避免阿昔洛韦在肾小管内析出结晶，导致肾损害。亦可用更昔洛韦 5mg/kg 体重，缓慢静脉滴注，1 次 /12 小时，共 1～2 周，更昔洛韦的不良反应相对较大，可能导致白细胞、血小板数量减少，故用药期间，应监测血象变化，由于伐昔洛韦是阿昔洛韦的 L-缬氨酰酯，更昔洛韦是阿昔洛韦的衍生物，对阿昔洛韦过敏者，禁用此两种药物，此外，也可试用膦甲酸钠，对于较重的患者，尚可联合使用 α-干扰素。

## 二、带状疱疹

### 【定　义】

由水痘-带状疱疹病毒引起的病毒性皮肤病，皮损为沿单侧周围神经分布的簇集性小水疱，常伴明显神经痛。

### 【临床表现】

典型表现：发疹前可有轻度乏力、低热、纳差等全身症状，患处皮肤自觉灼热感或者神经痛，触之有明显的痛觉敏感，持续 1～3 天，亦可无前驱症状即发疹。好发部位依次为肋间神经、颈神经、三叉神经和腰骶神经支配区域。

患处常首先出现潮红斑，很快出现粟粒至黄豆大小的丘疹，簇状分布而不融合，继之迅速变为水疱，疱壁紧张发亮，疱液澄清，外周绕以红晕，各簇水疱群间皮肤正常；皮损沿某一周围神经呈带状排列，多发生在身体的一侧，一般不超过正中线。

神经痛为本病特征之一，可在发病前或伴随皮损出现，老年患者常较为剧烈。病程一般 2 ～ 3 周，水疱干涸、结痂脱落后留有暂时性淡红斑或色素沉着。

# 【治　疗】

## （一）抗病毒治疗

### 1. 阿昔洛韦

对单纯疱疹的疗效甚佳，而对水痘 -

带状疱疹病毒的敏感性则较低，在发病3～4天内使用，则效果尚好，除口服外（见上节），可行静脉缓注，每5～12小时1次，每次250mg，5天为1疗程。

2. 阿糖腺苷（Vira-A）和阿糖胞苷（Ara-C）

二者能阻止病毒DNA合成而干扰其复制。在发病1周内给药。能阻止新发水疱，缩短疼痛持续时间和严重程度，主要用于老年体弱患者，但应注意本药对肝及骨髓的损害作用。Vira-A用量为10mg/（kg·d），Ara-C为1.5mg/（kg·d），均加入5%葡萄糖液1000ml中静脉滴注，连用5天。

3. 干扰素（interferon）

每天100万～300万U，肌内注射，能干预病毒基本粒子的复制过程阻止其增殖。对老年患者及重症患者有较好疗效。

## （二）免疫增强治疗

### 1. 转移因子

2 ～ 4ml 腋下区或腹股沟区皮下注射，能迅速中止新水疱出现，缓解疼痛，使炎症反应逐渐消退。必要时在 24 ～ 48h 内再注射 1 次。

### 2. 西咪替丁（甲氰咪胍）

800mg/d，分 4 次口服。本品作为组胺 $H_2$ 受体拮抗剂发挥作用。拮抗 T 抑制细胞产生组胺诱发抑制因子，从而增强人体的细胞免疫功能。

### 3. 正常人免疫球蛋白

0.6 ～ 1.2mg/（kg·d），肌内注射，2 次 / 周。

## （三）抗菌、消炎、镇痛治疗

1. 严重者应卧床休息，采用支持疗法。

2. 早期使用短疗程小剂量泼尼松

（30mg/d），可降低宿主炎性反应，减少组织损伤，尤其对防止持久性脑神经麻痹和严重的眼部疾患有积极意义。但不能用于有严重的并发症者，如广泛的病毒感染播散，严重的结核或细菌感染扩散；也不能用于有禁忌证者，如高血压、糖尿病、胃十二指肠溃疡等。使用泼尼松时应与抗病毒药物（如干扰素）并用。

3. 有继发细菌感染者，使用抗生素。

4. 镇痛剂（如水杨酸类药）及维生素 $B_1$ 口服；维生素 $B_{12}$ 0.15mg，肌内注射，1 次 / 日，及维生素 E 100mg，1 次 / 日，口服，可防止或缓解神经痛。卡马西平每片 0.1g，初时每次服半片，逐渐增至 3 次 / 日，每次 1 片，止痛效果明显。但应注意白细胞和血小板减少、皮疹及肝功能变化等。神经痛后遗症还可注射脑垂体后叶激素，每次 5 ~ 10U，隔天 1 次，连用 2 ~ 3 次，但孕妇及高血压者禁用。

## （四）局部治疗

### 1. 口腔黏膜病损

若有糜烂溃疡，可用消毒防腐类药物含漱、涂布，如 2% ~ 2.5% 四环素液、0.1% ~ 0.2% 氯己定。

### 2. 物理治疗

紫外线、频谱治疗仪、红外线等局部照射缓解疼痛，促进皮损干涸和结痂。

# 【预防护理】

### 1. 增强体质，提高抗病能力

老年人应坚持适当的户外活动或参加体育运动，以增强体质，提高机体抵御疾病的能力。

### 2. 预防感染

感染是诱发本病的原因之一。老年患者应预防各种疾病的感染，尤其是在看秋季节，寒暖交替，要适时增减衣服，避免受寒引起上呼吸道感染。此外，口腔、鼻腔的炎症应积极给予治疗。

### 3. 防止外伤

外伤易降低机体的抗病能力，容易导致本病的发生。因此老年患者应注意避免发生外伤。

### 4. 避免接触毒性物质

尽量避免接触化学品及毒性药物，以防伤害皮肤，影响身体健康，降低机体抵抗力。

### 5. 增进营养

老年人应注意饮食的营养，多食豆制品、鱼、蛋、瘦肉等富含蛋白质的食物及新鲜的瓜果蔬菜，使体格健壮，预防发生与本病有直接或间接关系的各种疾病。

# 第七节　日光性皮炎

## 【定　义】

日光性皮炎也称日晒伤，是皮肤对日光照射产生的一种急性炎症反应。

## 【临床表现】

### （一）急性日光性皮炎

当突然受到强烈日照时，尤其是在夏季，急性日光性患者的皮肤会因为缺少防护，引发急性皮肤炎症，受损皮肤会变红、肿胀、瘙痒，并伴有灼痛感。

### （二）慢性日光性皮炎

长期风吹日晒的人常会患此病，因此慢性日光性皮炎常见于中年以上的农民、渔民、船员等户外工作者。慢性日光性皮肤病患者的皮肤表现为干燥、萎缩、皱纹增多，出现色素斑点和淡白色萎缩斑点。有些人也会出现皮疹，常出现在面、耳、手背、前臂等部位。当皮肤受到强烈日光照射数小时至十数小时后，于暴露的部位如面、颈、手背等处发生皮疹。

根据皮肤反应轻重分为Ⅰ度晒伤和Ⅱ度晒伤。Ⅰ度晒伤表现为局部皮肤经日晒后出现弥漫性红斑，边界清楚，24～36小时高峰。Ⅱ度晒伤表现为局部皮肤红肿后，继而发生水疱甚至大疱，疱壁紧张，疱液为淡黄色。自觉症状有灼痛或刺痒感。水疱破裂后呈糜烂面，不久干燥结痂，遗留色素沉着或色素减退。日晒后第二天病情到达高峰，可伴有发热、头痛、心悸、乏力、恶心、呕吐等全身症状。一周后可恢复。

# 【治　疗】

治疗原则为消炎、安抚、止痛。外用炉甘石洗剂；严重者可用冰牛奶湿敷；全身症状者口服抗组胺药、非甾体类抗炎药；严重者用糖皮质激素。

# 【预防护理】

经常参加室外锻炼，增强皮肤对日晒的耐受能力；在上午 10 时到下午 2 时日光照射最强时尽量避免户外活动或减少活动时间；避免日光暴晒，外出时注意防护，如撑伞、戴宽边帽、穿长袖衣服；若在户外，建议常规应用日光保护因子（SPF）15 以上的遮光剂，有严重光敏者需用 SPF 30 以上的高效遮光剂。另外，可以根据不同的症状，制订不同的饮食标准。做到合理饮食，饮食宜清淡，忌辛辣刺激性食物。

# 第八节 痤 疮

## 【定 义】

痤疮俗称青春痘、粉刺，是皮肤科常见病、多发病。痤疮是一种发生于毛囊皮脂腺的慢性皮肤病，多发于头面部、颈部、前胸后背等皮脂腺丰富的部位。

## 【治 疗】

1. 注意调节消化道功能，少吃动物性脂肪、甜食和刺激性食物，要常用温水，含硫黄或其他去脂消炎的香皂洗涤患处。

2. 不要用手抠或挤压粉刺，不要使用油脂类化妆品和皮质类固醇激素。

3. 禁用溴、碘类药物。

4. 向患者解释清楚痤疮是青春期内

分泌的变化，主要是因性激素的变化而产生的一种常见现象。治疗可以减轻皮损，但很难完全消退，而随内分泌变化可周期性加重或减轻。

5. 内服疗法，可以服用复方痘立消去瘢除印药物。

6. 外用治疗（见下文）。

7. 物理疗法（见下文）。

# 【内服疗法】

## （一）抗生素

广谱抗生素可以控制炎症，以感染为主的应首选抗生素，以四环素类最好。四环素可能抑制痤疮丙酸杆菌和对白细胞趋化性的抑制作用，能使皮脂中游离脂肪酸浓度明显下降。

四环素可采用小剂量、长疗程，开始 0.25g，每日 4 次，连服一个月，以后每 2

周递减0.25g，至每日0.25g时再维持一个月。

红霉素的用量及用药时间同四环素。

对其他抗生素无效的病例，可选用美满霉素（二甲胺四环素）50mg，每日2次，2～3周后减为50mg，每日1次。

氯洁霉素（Clindamycin，克林霉素）是四环素最好的替代药，适用于炎症重或对四环素耐药者。开始剂量0.15g，每日2次，病情控制后减为每日1次，平均疗程3个月左右，可引起严重腹泻和假膜性结肠炎等副作用，故仅用于皮炎重而无肠道疾病的患者。

## （二）性激素

性激素不能作为常规应用。

### 1. 己烯雌酚

严重的患者可以用己烯雌酚1mg，每日1次内服，10天为一个疗程。如女性患者使用，要在月经后5天开始使用，对于月经前病情加重的女性患者可在月经开始后两三周内每天服己烯雌酚 0.25 ～ 0.5mg。对有栓塞性疾病、半身不遂、肝脏疾病、子宫不正常出血者禁用。

**2. 绒毛膜激素**

也有人对女性患者应用绒毛膜激素（绒毛膜促性腺激素 chorionic gonadotropin）每周 1 次，肌注 500 ～ 1000U，不在月经前 5 ～ 10 天内应用。

**3. 黄体酮**

对病情严重的以及月经前病情加重的女性患者，可在经前 10 天肌内注射黄体酮 10mg，经前 5 天再注射 5mg。

## （三）抗雄性激素

抗雄性激素治疗能降低皮肤表面游离脂肪酸含量和减少皮肤表面细菌数，从而阻止和（或）减轻毛囊及其周围不同程度的炎性反应而达到治疗作用。

1.螺内酯（安体舒通），每次20mg，每日3次。

2.酮康唑，每日200mg，顿服，一月后改为每天100mg，顿服。

3.西咪替丁，每次400mg，每日3次，一个月后改为每次200mg，每天3次。

上述三种药物治疗女性患者痤疮，效果大为明显。

4.复方炔诺酮，男性患者每天1片，连服4周，女性患者在月经来潮第5天，开始0.625mg，连服22天。

5.西咪替丁（甲氰咪呱），口服0.2g，每天3次。饭前服药，4周为一个疗程。本药有抗雄性激素作用，可阻断二氢睾酮对毛囊受体的结合，抑制皮脂排出，减轻炎症。

## （四）皮质类固醇激素

此药能引起痤疮性损害，对严重的

囊肿性痤疮和聚合性痤疮，小剂量可减轻炎性反应，但只是暂时有效，长期应用就会发生许多副作用，一般尽量不用。常用泼尼松10mg，每日2~3次，有效后逐渐减量，时间不宜过长，并注意其副作用。目前多主张与雌激素或抗雄性激素联合应用，效果更好。

## （五）维A酸类

本药抑制滞留的角化过度，防止新的阻塞和炎症形成，减少皮脂分泌和粉刺形成，对结节和囊肿性皮损效果好。13-顺维A酸1~2mg/kg，分两次服，连服2~3周，如需第二个疗程应停药8周后重复。停药后皮损可继续好转，但有皮肤干燥、唇炎、消化道症状、致畸形等副作用。孕龄患者在服药期间及停药后半年内应避孕。

## （六）氨苯砜（DDS）

可能有抗炎作用，适用于囊肿性和结节损害，口服50mg，每日2次，连服1～2个月，应注意血液系统、肝损害副作用。

## （七）锌制剂

有抑制毛囊角化或炎症作用，葡萄糖酸锌70mg，每日3次，连服4周，或硫酸锌0.2g，每日2～3次，连服4～12周，有胃肠道副作用。

## （八）维生素类

1. 维生素 $B_2$、维生素 $B_6$ 和复合维生素 B。

2. 维生素 A 每天15万U，连服4～8周。

3. 维生素 A 每天15万U和维生素 E 每天50mg，连服4～8周。

# 【外用治疗】

外用治疗的目的是消炎、杀菌、清

除皮肤表面过多的油腻，去除毛孔堵塞物使皮脂外流通畅。保持皮肤清洁、控制感染。可每日用热水，肥皂洗脸 1～3次，用含有硫黄的药皂洗更好。

## （一）抗生素类药物

1% 氯酊（氯霉素＋水杨酸）、2% 红霉素酒精、1% 洁霉素（林克霉素）溶液等。

## （二）过氧化苯甲酰

有杀菌、角质剥脱和溶解作用，抑制皮脂分泌，减少游离脂肪酸。但少数患者对过氧化苯甲酰外用有反应，可产生接触性皮炎。因此，用药前要作斑贴试验，无反应再用，实验证明使用 3.5% 过氧化苯甲酰洗剂、霜剂等制剂效果较好，外涂每日 1～2 次。

## （三）维 A 酸类

有角质剥脱作用，如 0.05%～0.1%

维A酸霜或溶液，每日外涂1～2次。

注意：如用药后局部出现刺激反应性红斑、脱屑等，应暂停1～2日，然后继续使用，或从低浓度开始至皮肤耐受为止，可连用1～2个月。

## （四）白色洗剂

白色洗剂（硫酸锌4.5g，含硫钾4.0g，玫瑰水或水加至100ml）可减少皮脂，抑制感染，使毛囊口扩张，便于皮脂排出。每日1～2次。

# 【物理疗法】

面膜有中药面膜和倒膜两种，在做之前均先清洁皮肤，然后涂药、喷雾、按摩，使理疗、按摩、药物融为一体，相互作用达到治疗和美容的目的。

# 【预防保健】

## 1. 注意面部清洁

常用温水洗脸，因为冷水不易去除油脂，热水促进皮脂分泌，不用刺激性肥皂，硫黄香皂对痤疮有一定好处，不要用雪花膏和其他油脂类的化妆品。

## 2. 合理的饮食

多吃蔬菜和水果，少吃脂肪、糖类和辛辣等刺激性食物，保持大便通畅。

## 3. 勿挤压粉刺

不要用手去挤压粉刺，以免引起化脓发炎，脓疮破溃吸收后形成瘢痕和色素沉着，影响美观。抗生素对感染重的有疗效。

## 4. 治疗

用维 A 酸、维胺脂及维生素 A 等，能改善角化过程，将有助于减轻和消除痤疮。有研究报道，过氧苯甲酰治疗痤疮有明显的疗效，它涂在人体表面后，能缓慢地放出氧，有明显的杀菌作用。服用0.5%～1%硫酸锌溶液，每天3次，每次30ml。一般用药4～8周，服药期间局部擦少量维生素$B_6$冷霜，也有较好的效果。

女性痤疮患者同时月经不正常者，可采用小剂量己烯雌酚，每日口服0.25mg，进行人工周期，可使痤疮好转，月经也恢复正常。同时中医痤疮组合配方、配合药物进行理疗，起到活血化瘀、调整气血、改善皮肤血液循环的作用，达到医治的效果。

### 5.劳逸结合，保持精神愉快

长了痤疮心理不要产生负担，以免引起神经内分泌紊乱，使痤疮加重。如觉得自己脸上的粉刺并不碍事，也不一定要用药，可等其自然消退，因粉刺消退后一般不会留下任何痕迹。

### 6. 吃海带防痤疮

医学科研人员发现，吃海带较多的青少年人群中，患有痤疮的人很少，究其原因，与海带中含有较高的的锌元素有关。锌是人体必不可少的微量元素，它不仅能增强机体的免疫功能，而且还可参与皮肤的正常代谢，使上皮细胞正常分化，减轻毛囊皮脂腺导管口的角化，有利于皮脂腺分泌物排出。

# 第九节 银屑病

## 【概　　述】

银屑病俗称牛皮癣，是一种常见的易于复发的慢性炎症性皮肤病，特征性损害为红色丘疹或斑块上覆有多层银白色鳞屑。

## 【治　　疗】

目前对银屑病的各种治疗只能达到近期疗效，不能防止复发。因此针对不同病因、类型、病期给予相应治疗，下面从外用药治疗和全身治疗方面介绍如下。

### （一）外用药治疗

#### 1. 糖皮质激素

糖皮质激素在银屑病的治疗中应用

最广，有明显疗效，但长期使用可引起皮肤萎缩、毛细血管扩张、毛囊炎、色素沉着等副作用。大面积长期应用强效糖皮质激素制剂可引起全身不良反应，停药后甚至可诱发脓疱型或红皮病型银屑病，故在使用时应注意，特别是在急性期不主张使用。

首选用药，如此类药膏有丙酸倍氯美松乳膏、双醋氟美松等。

### 2. 维 A 酸霜剂

常用浓度为 0.025% ～ 0.1%，可与超强效糖皮质激素或紫外线（uv）疗法联合应用。0.05% ～ 0.1% 他扎罗汀激凝胶是新一代制剂。

### 3. 维生素 $B_3$ 衍生物

如钙泊三醇 2 次 / 日，连用 6 周为一个疗程，每次治疗不宜超过体表面积的40%，不宜用于面部及皮肤皱褶处。

### 4. 角质促成剂

如黑豆馏油、糠馏油等，副作用可

出现毛囊炎、光毒性皮炎、接触性皮炎。

**5. 其他**

如 10% 环孢素溶液、氟尿嘧啶制剂治疗甲损害等。

## （二）全身治疗

**1. 免疫抑制剂**

◆（1）甲氨蝶呤：适用于红皮病型、脓疱型、关节病型银屑病用其他治疗效果不佳时，每周 7.5mg，即每 12 小时 2.5mg，连服 3 次，症状控制后，每周服 2.5mg 巩固疗效，也可 2.5mg/ 次，1 次 / 日，连服 5 日，休息 2 日再服 2.5mg/ 次，1 次 / 日，连服 5 日，停用 7 日，副作用有厌食、恶心、口腔溃疡、造血系统及肝功能障碍，应严格掌握剂量及用法，用药前及用药期间应定期做化验检查。肝肾功能不全、造血功能异常、妊娠、感染性疾病、活动性溃疡禁忌。

◆（2）氨蝶呤 0.25mg/ 次，2 ～ 3 次 / 日，6 ～ 12 日为一个疗程。

◆（3）羟基脲 25 ～ 40mg/（kg·d），分 2 次口服，连用 4 ～ 6 周。

◆（4）环孢素 3 ～ 12mg/（kg·d）饭前服，视病情连用数日至数周。

◆（5）雷公藤总苷 10 ～ 20mg/ 次，3 次 / 日，也可用雷公藤片 3 ～ 4 片 / 次，3 次 / 日。

**2. 补充维生素**

维生素 A、维生素 C 均可应用。

**3. 维 A 酸类**

适用于红皮病型、脓疱型银屑病。

**4. 抗生素类**

对于急性点滴型及寻常型进行期银屑病，伴有扁桃体炎及咽炎者，可用青霉素及红霉素。

**5. 糖皮质激素**

寻常型银屑病不宜应用，仅在红皮

病型、关节病型或泛发性脓疱型银屑病且伴发全身症状者可考虑短期应用。

**6. 免疫调节治疗**

因本病细胞免疫功能偏低，可选用此类药，如转移因子、丙种免疫球蛋白。

**7. 其他**

藻酸双酯钠、蝮蛇抗栓酶静脉滴注对部分患者也有效。

**8. 中药治疗**

活血化瘀类药物与方剂。

## （三）物理疗法

**1. 补骨脂素长波紫外线（PuvA）**

此疗法又称光化学疗法，适用于其他方法不能控制的顽固性银屑病，以中青年人群为主。

**2. 光疗**

光疗主要为紫外线疗法，即每日外用煤焦油制剂，数小时洗澡，然后再接受中波紫外线照射，该疗法确切。

### 3. 浴疗

如水浴、矿泉浴、药浴等。

## （四）其他

普鲁卡因封闭疗法，光量子血液疗法等。

# 【健康指导】

因为银屑病是一种常见的慢性复发性炎症性皮肤病，其确切病因尚未清楚，目前认为该病是遗传因素与环境因素等多种因素相互作用的多基因遗传病。当患上该病后，应当及早就医，不要延误了治疗的最佳时期，下面是治疗中应注意的几点说明：

1. 向患者说明病情及基本知识，配合心理治疗，解除精神负担，尽量避免各种诱发因素。

2. 寻常型银屑病对身体健康危害不大，切不可盲目追求彻底治疗而采用可导致严重毒副作用的药物。

3. 对处于进行期的寻常型银屑病、点滴型银屑病、红皮病型及脓疱型银屑病应外用温和药物，禁用刺激性强的外用药物。

4. 针对不同病因、类型、病期给予相应治疗。

5. 局限性银屑病损害，以局部外用药为主，皮损广泛严重时给予综合治疗。因此树立战胜疾病的信心，积极配合治疗，将复发率降至最低限度。

# 第十节 真菌性皮肤病

## 一、真菌概论

定义：真菌在自然界的地位：真菌是真核生物，有细胞核和细胞器，没有叶绿素，与原生生物界、原核生物界、动物界、植物界并列为真菌界，真菌至少有 25 万种以上，大多数真菌不致病，仅有少数真菌致病。

## 二、体癣和股癣

## 【定　义】

体癣（Tinea corporis）：除头皮、毛发、掌跖、甲板以外的平滑皮肤癣菌感染。

股癣（Timea cruris）：腹股沟、会阴、

肛周和臀部皮肤的癣菌感染。

## 【治　疗】

**1.**一般的外用药为主,外用抗真菌剂。

**2.**皮损广泛,或反复发作,可口服伊用康唑、特比奈芬、氟康唑等。

## 三、手　足　癣

## 【定　义】

手癣(linea manus):手指屈面、指间及手掌皮肤的感染。

足癣(tinea pedis):足趾间、足底、足跟、足侧缘的皮肤感染。

## 【治　疗】

**1.**外用药为主。

2. 全身用药。

## 四、甲真菌病

### 【定　义】

甲真菌病（onychomycosis）指由任何真菌所致的甲板感染。

甲癣（tinea wuguium）特指由皮肤癣菌感染引起的甲板感染。

### 【治　疗】

1. 外用药，对于 1 型甲病有效，但坚持用药 3 个月以上，对其他型甲病效果不好。

2. 拔甲术：拔甲后配合口服药，可缩短口服药的疗程。

3. 口服药物：服药前行真菌培养，

根据结果选择用药。

## 五、花　斑　癣

## 【定　　义】

花斑癣又名汗斑，是糠枇孢子菌（*Pityros-porum*）侵犯皮肤角质层所引起的浅部真菌感染。

## 【治　　疗】

1. 外用药。

2. 大面积、单纯外用药效果不佳，可口服药。

# 第十一节 性传播疾病

## 【概　　述】

### (一) 定义

性传播疾病是指一组与性行为或类似性行为及间接接触所感染的一组传染性疾病。梅毒、淋病、软下疳、性病性淋巴肉芽肿和腹股沟肉芽肿被称为经典性病。我国《传染病防治法》相关规定的性传播疾病( sexually transmitted disease , STD )包括：梅毒、淋病、尖锐湿疣、非淋菌性尿道炎、生殖器疱疹、软下疳、性病性淋巴肉芽肿和艾滋病 8 种。

### (二) 性接触传播方式

1. 直接接触：占 95% 以上。

2. 间接接触：接触被污染的衣物、

物品，污染的血液和血液制品，公用注射器或针头污染医疗器械医源性传染。

3. 母婴垂直传播。

# 一、梅　毒

## 【定　义】

梅毒（syphilis）是由苍白螺旋体引起的一种慢性、系统性的性传播疾病。可分为后天获得性梅毒和胎传梅毒（先天梅毒）。获得性梅毒又分为早期和晚期梅毒。

早期梅毒指感染梅毒螺旋体在 2 年内，包括一期、二期和早期隐性梅毒，一、二期梅毒也可重叠出现。

晚期梅毒的病程在 2 年以上，包括三期梅毒、心血管梅毒、晚期隐性梅毒等。

神经梅毒在梅毒早、晚期均可发生。

胎传梅毒又分为早期（出生后 2 年内发病）和晚期（出生 2 年后发病）。

病因：梅毒螺旋体。

# 【治　疗】

## （一）一般原则

1. 及早发现，及时正规治疗，愈早治疗效果愈好。

2. 剂量足够，疗程规则。不规则治疗可增多复发及促使晚期损害提前发生。

3. 治疗后要经过足够时间的追踪观察。

4. 对所有性伴同时进行检查和治疗。

## （二）治疗方案

首选青霉素治疗，过敏者可用四环素族、红霉素类。

# 二、淋　病

# 【定　义】

淋病（gonorrhea）是一种经典的性

传播疾病，由淋病奈瑟菌（淋球菌）感染所致，主要表现为泌尿生殖系统黏膜的化脓性炎症。

流行病学史：有不安全性行为，多性伴或性伴感染史，有与淋病患者密切接触史，儿童有受性虐待史，新生儿的母亲有淋病史。

# 【治　　疗】

## （一）一般原则

应遵循及时、足量、规则用药的原则；根据不同的病情采用不同的治疗方案；治疗后应进行随访；性伴应同时进行检查和治疗。告知患者在其本人和性伴完成治疗前禁止性行为。

注意多重病原体感染，一般应同时用抗沙眼衣原体的药物或常规检测有无沙眼衣原体感染，也应做梅毒血清学检测以及 HIV 咨询与检测。

## （二）治疗方案

### 1. 无并发症淋病

◆（1）淋菌性尿道炎、子宫颈炎、直肠炎推荐方案：头孢曲松 250 mg，单次肌内注射；或大观霉素 2 g（宫颈炎 4 g），单次肌内注射；如果衣原体感染不能排除，加抗沙眼衣原体感染药物。替代方案：头孢噻肟 1 g，单次肌内注射；或其他第 3 代头孢菌素类，如已证明其疗效较好，亦可选作替代药物。如果衣原体感染不能排除，加抗沙眼衣原体感染药物；

◆（2）儿童淋病：体重 > 45 kg 者按成人方案治疗，体重 < 45 kg 者按以下方案治疗。推荐方案：头孢曲松 25 ～ 50 mg/kg（最大不超过成人剂量），单次肌内注射；或大观霉素 40 mg/kg（最

大剂量 2 g），单次肌内注射。如果衣原体感染不能排除，加抗沙眼衣原体感染药物。

**2. 有并发症淋病**

◆（1）淋菌性附睾炎、前列腺炎、精囊炎推荐方案：头孢曲松 250 mg，每日 1 次肌内注射，共 10 日；或大观霉素 2 g，每日 1 次肌内注射，共 10 日。

◆（2）如果衣原体感染不能排除，加抗沙眼衣原体感染药物。替代方案：头孢噻肟 1 g，每日 1 次肌内注射，共 10 日。如果衣原体感染不能排除，加抗沙眼衣原体感染药物。

# 三、尖锐湿疣

# 【定　义】

尖锐湿疣（CA），又称生殖器疣

（GW），是由某些类型的人类乳头瘤病毒（HPV）引起的增生性疾病。人类感染HPV后，HPV透过皮肤或黏膜的上皮细胞，在细胞核内进行大量繁殖，产生大量成熟的病毒颗粒，引起异常的细胞增殖，从而表现为湿疣病变。从感染HPV到发展为肉眼可看到的湿疣，一般需要2周至8个月的时间。

# 【治　疗】

1. 治疗诱因（包皮过长、阴道炎、包皮龟头炎、淋病等）。

2. 提高机体免疫力。

3. 化学治疗：0.5% 鬼臼毒素酊（或0.15% 霜）、5% 咪喹莫特霜、三氯醋酸或二氯醋酸。

4. 冷冻疗法。

5. 激光治疗。

6.电灼治疗。

7.氨基酮戊酸光动力学疗法（ALA-PDT疗法）。

8.手术治疗。

（冯红霞　郭果香）